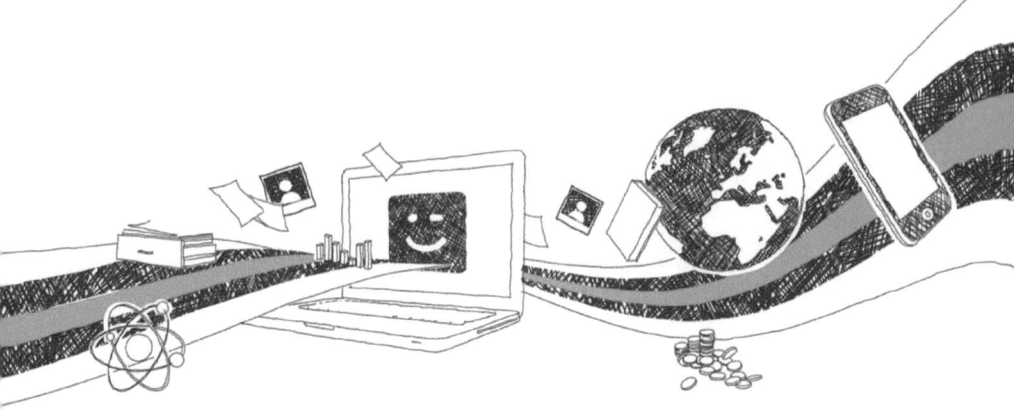
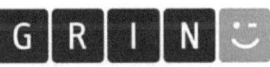

Bibliografische Information der Deutschen Nationalbibliothek:

Die Deutsche Bibliothek verzeichnet diese Publikation in der Deutschen National-
bibliografie; detaillierte bibliografische Daten sind im Internet über http://dnb.d-
nb.de/ abrufbar.

Impressum:

Copyright © 2014 GRIN Verlag
Druck und Bindung: Books on Demand GmbH, Norderstedt Germany
ISBN: 9783656960607

Dieses Buch bei GRIN:

https://www.grin.com/document/299560

Miriam Schubert

Rechtliche Rahmenbedingungen für Leiharbeit im Gesundheitswesen

GRIN Verlag

GRIN - Your knowledge has value

Der GRIN Verlag publiziert seit 1998 wissenschaftliche Arbeiten von Studenten, Hochschullehrern und anderen Akademikern als eBook und gedrucktes Buch. Die Verlagswebsite www.grin.com ist die ideale Plattform zur Veröffentlichung von Hausarbeiten, Abschlussarbeiten, wissenschaftlichen Aufsätzen, Dissertationen und Fachbüchern.

Besuchen Sie uns im Internet:

http://www.grin.com/

http://www.facebook.com/grincom

http://www.twitter.com/grin_com

Leiharbeit in der Pflege

3. Semester B.Sc. Gesundheits- und Pflegemanagement

Inhaltsverzeichnis

I Abbildungsverzeichnis

1   Einleitung

Leiharbeit rückte im Verlauf des 21.Jahrhunderts immer mehr in den gesellschaftlichen und politischen Fokus. Die Argumente strikter Gegner und eifriger Befürworter prallten in den letzten Jahren immer wieder aufeinander. Gewerkschaften beklagen, dass weniger Zeitarbeitsplätze geschaffen werden, dies aber auf Kosten der regulären Arbeitsplätze geschieht. Ökonomen halten dagegen, dass durch die Zeitarbeitsstellen schneller entstehen und vergeben werden und damit Mehrarbeit nicht durch Überstunden oder Preissteigerungen ausgeglichen wird (vgl. Herrmann 2009, S.18f.).

Gerade in den letzten Jahren stieg die Zahl der Leiharbeitnehmer[1] exorbitant an. Vor allem seit der Weltwirtschaftskrise der Jahre 2008 und 2009 nahm die Zahl der in Leih- bzw. Zeitarbeitsfirmen Beschäftigten enorm zu. Laut der Bundesagentur für Arbeit waren im Jahr 2011 927000 Menschen als Leiharbeitnehmer beschäftigt. Bei der letzten Erhebung im Juni 2013 immerhin noch 825000 Leute (vgl. Arbeitsmarktberichterstattung, Februar 2014, „Der Arbeitsmarkt in Deutschland-Zeitarbeit-Aktuelle Entwicklungen). Insgesamt sind ca. 2% aller Erwerbstätigen in der Bundesrepublik Deutschland als Zeitarbeitnehmer beschäftigt.

Neben den typischen Branchen wie die Industrie, wird die Arbeitnehmerüberlassung im Gesundheitswesen zunehmend bedeutungsvoller und bringt einzelne Besonderheiten mit sich. Eingesetzt wird die Leiharbeit „weitgehend nicht zur Kompensation von Auftragsspitzen [...], sondern eher als Mittel zur Aufrechterhaltung der Versorgung bei zu geringer Personalausstattung" (Bräutigam et al. 2010a, S. 3). Der demographische Wandel und die Zunahme von fehlenden Fachkräften in der Pflege sind zentrale Probleme des Gesundheitswesens. Der Einsatz von Leiharbeitnehmern ist auf die Dauer gesehen keine Lösung dieser Probleme, viel mehr bildet dieses Instrument eine Art *Scheinlösung* (vgl. ebd., S. 31f.). Fest angestellte Mitarbeiter eines Unternehmens sind zunehmend mit Zeitarbeitnehmern konfrontiert und es stellt sich die Frage, ob die Qualität der Pflege darunter leidet, da sich routinierte Arbeitsabläufe nicht einstellen (vgl. Arbeitnehmerkammer Bremen 2011, S. 4f.).

In der vorliegenden Arbeit wird der Fokus auf die Leiharbeit in der Pflege und die rechtlichen Rahmenbedingungen gelegt. Es sollen die Fragen beleuchtet werden, wie verbreitet die Leiharbeit in der Pflege ist und welche Auswirkungen dies im Arbeitsablauf und auf die Qualität der Pflege, sowie im Zusammenwirken von Pflegekräften und Pflegebedürftigen hat. Zudem werden rechtliche Grundlagen der Leiharbeit dargelegt. Die zur Zeit politisch aktuelle Debatte um den Mindestlohn wird hierbei ebenso betrachtet, wie auch die Besonderheiten im Kündigungsschutz und in Fragen der Haftung.

---

[1] Hinweis im Sinne des Gleichbehandlungsgesetzes: Aus Gründen der leichteren Lesbarkeit wird auf eine geschlechtsspezifische Differenzierung, wie z.B. LeiharbeitnehmerInnen, verzichtet. Entsprechende Begriffe gelten im Sinne der Gleichbehandlung für beide Geschlechter

Die vorliegende Arbeit beginnt mit dem geschichtlichen Hintergrund der Zeitarbeit. Wie entwickelte sich Leiharbeit im Laufe der Jahrzehnte und wie veränderte sich auch ihr gesellschaftspolitischer Stellenwert? Wie definieren wir den Begriff *Arbeit* heute im Vergleich zu früheren Epochen? Wie kam der Weg von der staatlichen und gewerbsmäßigen Arbeitnehmerüberlassung zu ausdifferenzierten Tarifverträgen in den einzelnen Zeitarbeitsbranchen zustande? Die Arbeit schließt mit einer Zusammenfassung der gesammelten Ergebnisse in Verbindung mit selbst gemachten Erfahrungen der Autorin in der beruflichen Praxis. Zudem werden die oben genannten Fragen erörtert.

Die für die Recherche verwandte Literatur stellt den Hintergrund für die im ersten Teil vorgenommene Bearbeitung der Geschichte und Definition, sowie der rechtlichen Grundlage der Leiharbeit dar. Mit Hilfe von Statistiken der Bundesagentur für Arbeit wird die Entwicklung der Leiharbeit veranschaulicht. Für die explizite Bearbeitung und Diskussion der Leiharbeit in der Pflege wurde größtenteils Datenmaterial der Hans Böckler Stiftung, so wie der Arbeitnehmerkammer Bremen verwendet, welche erste Studien zum Thema Leiharbeit in der Pflege durchgeführt haben.

2 Definitionen und geschichtlicher Hintergrund

Im Arbeitsfeld der Leiharbeit gab es in den letzten Jahrzehnten diverse Änderungen bezüglich der Gesetzeslage oder in den verschiedenen Tarifstrukturen. Dieses Kapitel definiert wichtige Grundbegriffe, vermittelt einen geschichtlichen Hintergrund und beschreibt die verschiedenen Parteien näher.

2.1 Geschichtlicher Abriss

Im Zuge der sogenannten *Hartz-Gesetze* warb der Gesetzgeber dafür, dass Zeitarbeit ein „erfolgsversprechender Weg [sei], vorhandene Beschäftigungspotentiale auszuschöpfen, die bislang durch Überstunden abgedeckt wurden" (vgl. Herrmann 2009, S.17). Leiharbeit sollte dabei auch die Chancen erhöhen, wieder bzw. erstmals dauerhaft in das Berufsleben einsteigen zu können (*temp to perm-Effekt*). Zudem war eine bessere gesellschaftliche Akzeptanz ein Ziel des Gesetzgebers.

Um dies zu erreichen, wurde der Arbeitsmarkt liberalisiert. Die Gesetzgebung wandelte sich von einer „Gesetzgebung zur Eindämmung" zu einer „Gesetzgebung zur Förderung der Leiharbeit" (ebd., S.23). Im Verlauf des 20.Jahrhunderts schwankte die Leiharbeit stets von einem stark vom Staat reglementierten Bereich bis hin zu einem verbotenen arbeitsmarktpolitischen Instrument. Der Leiharbeit haftete oft der Geruch der Illegalität an, die Hinterziehung von Steuergeldern und/oder Sozialversicherungsabgaben war in vielen Bereichen der Leiharbeit die Folge allzu vieler gesetzlicher Schlupflöcher.

Am 4.April 1967 wertete das Bundesverfassungsgericht das seit dem Dritten Reich geltende Verbot der Arbeitnehmerüberlassung als Verstoß gegen Artikel 12 GG. Am 7.August 1972 wurde das Arbeitnehmerüberlassungsgesetz (AÜG) verabschiedet. Dieses Gesetz bildet bis heute die Basis für die Leiharbeit, u.a. mit der Vorgabe, dass Arbeitnehmerüberlassung nur nach Erhalt einer Verleihererlaubnis zulässig ist. Im Jahre 1985 kam der Gesetzgeber mit der Verabschiedung des Beschäftigungsförderungsgesetzes Forderungen vieler, vor allem mittelständischer, Unternehmen nach, den Arbeitsmarkt zu deregulieren und Zeitarbeit zu „entkriminalisieren".

Mit dem ersten Gesetz für moderne Dienstleistungen am Arbeitsmarkt (*Hartz I*) im Jahre 2003 war der Weg für eine weitgehende Liberalisierung der Zeitarbeit frei. Das AÜG wurde in puncto Regularien grundlegend geändert; es entstand ein neues Selbstverständnis der Zeitarbeit, was sich vor allem in folgenden Punkten widerspiegelte:

- *Aufhebung des Wiedereinstellungsverbotes:*
  Zeitarbeitsfirmen können ein und denselben Zeitarbeitnehmer beliebig oft einstellen, allerdings müssen zwischen Kündigung und Neueinstellung mindestens drei Monate liegen.

- *Aufhebung der Höchstüberlassungsdauer:*
  Zeitarbeitnehmer können unbefristet an ein und denselben Betrieb ausgeliehen werden. Bisher lag die Höchstüberlassungsdauer bei maximal zwei Jahren.

Kernstück des Gesetzes ist aber die Einführung des Gleichbehandlungsgrundgesetzes. Dieses besagt, dass der Zeitarbeitnehmer mit vergleichbar eingesetzten Stammbeschäftigten gleichgestellt werden soll (*equal treatment*). Dies gilt sowohl für die Entlohnung (*equal pay*), als auch für andere Bedingungen, wie Arbeitszeitdauer, Urlaub, Nutzung von betriebseigenen Einrichtungen wie Kindergärten oder Sportstätten, etc.

2.2 Der Begriff Arbeit im Wandel der Zeit

Heutzutage kaum vorstellbar, war der Arbeitsbegriff in der griechischen Antike negativ besetzt. Arbeit galt als niedere Tätigkeit, die von Frauen und Sklaven ausgeübt werden sollte. Der griechische Dichter Homer bezeichnete Arbeit als „Schwerstes der Übel" (Ilias X, 70.f.). Der Philosoph Aristoteles setzte in seinem Werk *Politik* Arbeit gar als Kontrapunkt zur Freiheit.

Im Laufe der Jahrhunderte etablierte sich der Gedanke der Trennung von Kopf- und Handarbeit. Dies wurde maßgeblich durch die Verbreitung des Christentums unterstützt, dass die körperliche Arbeit erstmals gesellschaftliche Wertschätzung erfahren lässt. Spätestens im Mittelalter setzte sich in Mitteleuropa die Arbeitsteilung in der Gesellschaft durch (vgl. Oschmiansky 2010). Später wurde Arbeit als Basis für Reichtum und Wohlstand angesehen. Karl Marx bezeichnete am 11. Juli 1868 in seinem Brief an den Mediziner Louis Kugelmann die Arbeit als eine Grundsäule der Gesellschaft und des Staates, in dem er schrieb, „Daß [sic!] jede Nation verrecken würde, die, ich will nicht sagen für ein Jahr, sondern für ein paar Wochen die Arbeit einstellte, weiß jedes Kind". Mit der Industrialisierung gewann der Begriff der Arbeit mehr und mehr an sozialem und kulturellem Wert, wurde dann aber in der Zeit des Nationalsozialismus stark ideologisiert und pervertiert. So erklärten die Nationalsozialisten den 1.Mai als *Tag der Arbeit* und erschufen – nach Zerschlagung und Auflösung der Gewerkschaften – die sogenannte *Arbeitsfront*. Ein Charakteristikum vor allem von sozialistischen Staaten ist der, den Arbeitsbegriff stark zu heroisieren. Der zunehmende Einsatz von neuen Technologien und Maschinen, die damit einhergehende Arbeitsteilung, sowie die entstandenen Parteien und Gewerkschaften führten dann zu jener Erwerbsgesellschaft, die die junge Bundesrepublik prägte.

Zu Beginn des 21.Jahrhunderts stellt sich ein vollkommen neuer Arbeitsbegriff dar. Flexibilität von Arbeitszeiten und –Orten, Individualisierung, Vielfalt der Arbeitsbereiche, Globalisierung, technischer Fortschritt sind nur einige Schlagworte, die den beruflichen Alltag und die Lebenssituation von Arbeitnehmern von heute prägen.

2.3 Gewerbsmäßige Arbeitnehmerüberlassung

Für den Begriff der *Arbeitnehmerüberlassung* findet man in der Literatur verschiedene Synonyme, welche aber alle die gleiche Bedeutung darstellen. Am häufigsten genutzt wird der Ausdruck der *Leiharbeit*. Dieser „lehnt sich an die Rechtsfigur „Leihe" an, ist aber nicht stimmig, da die Leihe laut Bürgerlichem Gesetzbuch (BGB) [2] die unentgeltliche Gebrauchsüberlassung einer Sache charakterisiert" (vgl. Gutmann, Kilian 2013, S. 17). Überträgt man dies auf den Menschen, wirkt dieser Begriff schnell diskriminierend und nicht angepasst. Daher „wird [er] im Personalwesen und von Zeitarbeitsunternehmen möglichst vermieden" (Gutmann, Kilian 2013, S. 17). Es wurde bereits „vor Inkrafttreten des AÜG zwischen einer ´echten´, also unentgeltlichen und einer ´unechten´, also entgeltliche Leihe" (Brungs, Kolb 2013, S. 25), unterschieden.

Im Arbeitnehmerüberlassungsgesetz ist der Ausdruck der Arbeitnehmerüberlassung gesetzlich verankert. Allerdings werden auch alternative Begriffe genutzt wie zum Beispiel *Zeitarbeit.*

Unter Arbeitnehmerüberlassung selbst versteht man „die Überlassung eines Arbeitnehmers (Leiharbeitnehmer) an einen Dritten (Entleiher) durch den Arbeitgeber (Verleiher)" (Kowalski 2006, S. 59). Für die Dauer der Leihe hat der Entleiher ein arbeitsplatzbezogenes Direktionsrecht gegenüber dem Leiharbeitnehmer (vgl. Kowalski 2006, S. 59).

Die Aufsicht über die Zeitarbeitsunternehmen hat die Bundesagentur für Arbeit (BA). Sie hat die Aufgabe „den sozialen Schutz der Zeitarbeitnehmer zu sichern und die

---

[2] §§ 598ff BGB

6

ordnungsgemäße Durchführung der erlaubten Arbeitnehmerüberlassung zu überwachen"
(Gutmann, Kilian 2013, S. 48).

2.4   Tarifverträge in der Zeitarbeit

Bis zur Verabschiedung der Hartz-Gesetze und den damit verbundenen Reformen im AÜG
gab es nur wenige vertraglich festgelegte Eckpunkte in der Zeitarbeit. Die betroffenen
Arbeitgeberverbände, der Bundesverband Zeitarbeit Personal-Dienstleistungen (BZA) und
der Interessenverband Deutscher Zeitarbeitsunternehmen (IGZ), verhandelten mit dem
Deutschen Gewerkschaftsbund (DGB) sogenannte Verbandstarifverträge. Diese begannen
schwierig, hielt der DGB doch an seiner Ablehnung von Zeitarbeit als *Jobkiller* für die
Stammbelegschaft fest (vgl. Gutmann, Kilian, S. 71). Erst nachdem eine Zeitarbeitsfirma
einen Haustarifvertrag mit der Tarifgemeinschaft Christlicher Gewerkschaften Zeitarbeit und
Personalserviceagenturen (CGZP) abschloss, sowie ein Tarifvertrag zwischen der CGZP
und der Interessengemeinschaft Nordbayerischer Zeitarbeitsunternehmen (INZ) vereinbart
wurde, löste sich der anfängliche Stillstand auf (vgl. Gutmann, Kilian 2013, S.72). Es folgten
weitere Tarifverträge im Bereich der Zeitarbeit. Im April 2011 schlossen sich der
Arbeitgeberverband Mittelständischer Personaldienstleister (AMP) und der BZA zum
Bundesarbeitgeberverband der Personaldienstleister (BAP) zusammen. Neben den
Verbandstarifverträgen stellten Haustarifverträge für etwa 97% aller Zeitarbeitnehmer die
Vergütungsbasis dar. Diese Verträge wurden zwischen Gewerkschaften und
Zeitarbeitgebern geschlossen. Darin geregelt sind Entgelte und Bedingungen für die
Zeitarbeitnehmer. Tarifverträge können aber nur von Unternehmen geschlossen werden, die
in den genannten Verbänden Mitglied sind. Hinzu kommt, dass sich Zeitarbeitsunternehmen
mit einer sogenannten Bezugnahmeklausel gegenüber dem Zeitarbeitnehmer absichern
müssen. Nur mit solch einer Klausel kann ein Tarifvertrag zwischen Zeitarbeitsunternehmen
und Zeitarbeitnehmer auch angewendet werden (vgl. Gutmann, Kilian 2013, S. 73).
Das Tarifwerk sieht in seiner Gesamtheit wie folgt aus:

- dem Manteltarifvertrag (MTV)

- dem Entgeltrahmentarifvertrag (ERTV)

- dem Entgelttarifvertrag (ETV)

- dem Tarifvertrag zur Regelung von Mindestarbeitsbedingungen

- dem Tarifvertrag zur Beschäftigungssicherung

- den Tarifverträgen zu Branchenzuschlägen und Sondervereinbarungen

In den Manteltarifverträgen werden u.a. Beginn und Ende des jeweiligen
Beschäftigungsverhältnisses, Arbeitszeit, Zuschläge, Urlaub und Sonderzuschläge
(Weihnachtsgeld) geregelt. In den Entgeltrahmentarifverträgen werden

Eingruppierungsgrundsätze und ein Entgeltgruppensystem vereinbart. In den Entgelttarifverträgen werden die jeweiligen Stundensätze festgelegt. Der Mindestlohn (Lohnuntergrenze) wird in den Tarifverträgen zur Regelung von Mindestarbeitsbedingungen festgelegt und die Frage, in welchen Branchen es welche Zuschläge gibt, wird in den Tarifverträgen zu Branchenzuschlägen und Sondervereinbarungen beantwortet. Die einzelnen Arbeitnehmerverbände haben mit den Gewerkschaften eine Vielzahl von Tarifverträgen geschlossen. BAP und DGB schlossen 2003 einen Vertrag, der immer wieder Änderungen unterworfen war und im Wesentlichen folgende Regelungen beinhaltet:

- Regelarbeitszeit (151,67 Stunden pro Monat bei einer 35-Stunden-Woche)

- Arbeitszeitkonten (max. 200 Plusstunden)

- Freizeitausgleich

- Jahressonderzahlungen

- Ausschluss von Einsatz in Streikbetrieben

- Mehrarbeits-, Nacht-, Sonn- und Feiertagszuschläge

In den Verträgen zwischen der IGZ und dem DGB sind u.a. die nachfolgenden Eckpunkte vereinbart:

- Regelarbeitszeit (151,67 Stunden pro Monat bei einer 35-Stunden-Woche)

- Arbeitszeitkonto: max. 150 Stunden, max. 21 Minusstunden

- Mehrarbeits-, Nacht-, Sonn- und Feiertagszuschläge

Auch die CGZP schloss mit Arbeitnehmerverbänden Tarifverträge, die sich jedoch dem Vorwurf – vor allem dem des DGB – ausgesetzt sehen, dass die Bedingungen für Zeitarbeitnehmer denen des Stammpersonal entsprechen müssen (*equal treatment*, gemäß § 3 Abs.1 Nr.3 AÜG). Allerdings konnte in den Tarifverträgen mit der CGZP von diesem Grundsatz abgewichen werden. Daher schlossen viele mittelständische Zeitarbeitsunternehmen eben mit dieser Gewerkschaft ihre Tarifverträge. Im Dezember 2010 stellte dann das Bundesarbeitsgericht fest, dass die CGZP nicht tariffähig ist.

2.5 Akteure im Dreiecksverhältnis in der Zeitarbeit

Entgegen eines normalen Arbeitsverhältnisses mit einem Arbeitgeber und einem Arbeitnehmer, sind bei der Arbeitnehmerüberlassung drei Parteien involviert. Zum Arbeitgeber (Verleiher) und dem Arbeitnehmer (Leiharbeiter) kommt der entleihende Betrieb (Entleiher) hinzu. Man spricht auch vom sogenannten Dreiecksverhältnis der Arbeitnehmerüberlassung (Gutmann, Kilian 2013, S. 165).

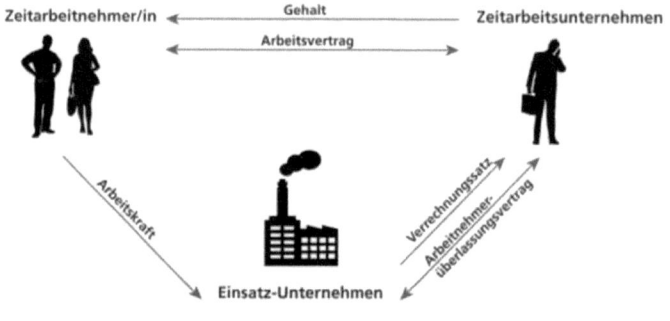

Zeitarbeitnehmer/in ← Gehalt — Zeitarbeitsunternehmen
← Arbeitsvertrag →

Einsatz-Unternehmen

Arbeitskraft

Verrechnungssatz
Arbeitnehmer-
überlassungsvertrag

© Interessenverband Deutscher Zeitarbeitsunternehmen (iGZ) e.V.

Abb. 1 Dreiecksverhältnis der Arbeitnehmerüberlassung
(Quelle: http://www.ig-zeitarbeit.de/zeitarbeit/grundlagen/funktionsweise, letzter Zugriff: 25.06.2014)

Die Abbildung 1 zeigt die drei Parteien und wie diese in Beziehung zueinander stehen. Man erkennt, dass zwischen dem Zeitarbeitnehmer und dem Einsatz-Unternehmen kein gesonderter Vertrag zustande kommt. Der Zeitarbeitnehmer ist die Arbeitskraft, welche dem entleihenden Betrieb zur Verfügung gestellt wird. Dies wird durch einen Arbeitnehmerüberlassungsvertrag, der zwischen Zeitarbeitsunternehmen und Einsatz-Unternehmen geschlossen wird, geregelt. Entlohnt wird der Zeitarbeitnehmer durch das Zeitarbeitsunternehmen, welches wiederum einen Verrechnungssatz des Einsatz-Unternehmens erhält. Befindet sich der Zeitarbeitnehmer im Einsatz für den entleihenden Betrieb, bleibt das Zeitarbeitsunternehmen der ständige Arbeitgeber des Leiharbeitnehmers und es treffen ihn alle typischen Arbeitgeberpflichten (vgl. Kowalski 2006, S. 59). Außerdem hat das Entleih-Unternehmen für die Dauer der Überlassung eine arbeitsplatzbezogene Weisungsbefugnis und es kann den Leiharbeitnehmer so einsetzen, wie seine Stammbelegschaft (vgl. ebd., S.60). Gleichzeitig übernimmt er auch „eine Fürsorgepflicht für die Arbeitssicherheit des Zeitarbeitnehmers" (Gutmann, Kilian 2013, S. 166).

3 Rechtliche Grundlagen

Im Folgenden Kapitel werden rechtliche Grundlagen erläutert, das Arbeitnehmerüberlassungsgesetz näher beleuchtet und die Funktion der Bundesagentur für Arbeit erläutert. Weiterhin wird auf die Entwicklung der Mindestlöhne eingegangen und auf den Kündigungsschutz bei Leiharbeitnehmern.

3.1 AÜG und Bundesagentur für Arbeit

Die Bundesagentur für Arbeit hat die Grundlagen für die Arbeitnehmerüberlassung am 1.Juli 2012 neu organisiert. Demnach müssen Firmen, die Arbeitnehmer Unternehmern überlassen wollen, ihre hierfür erforderlichen Erlaubnisse bei den dafür zuständigen Arbeitsagenturen in Düsseldorf, Kiel oder Nürnberg beantragen.

Zeitarbeitsfirmen werden zudem von sogenannten Prüfteams kontrolliert, die bei den Bundesagenturen in Düsseldorf, Hannover und Stuttgart angesiedelt sind. Diese Prüfteams kontrollieren u.a.:

* die Einhaltung des Gleichstellungsgrundsatzes

* die Gewährung von Mindestlöhnen

* die korrekte Eingruppierung der Zeitarbeitnehmer entsprechend der ausgeübten Tätigkeit

* die Abführung von Beiträgen in alle Zweige der Sozialversicherung

Die Trennung der genannten Abteilungen der Bundesagentur soll für eine bessere Überwachung des Leiharbeitssektors und zu besseren telefonischen Erreichbarkeiten führen. Zeitarbeitsfirmen, die gegen die oben genannten Richtlinien verstoßen handeln seit 1.Dezember 2011 ordnungswidrig. Diese Verstöße können Geldbußen bis zu 500.000 Euro verursachen.

Grundsätzlich bedürfen nach der Neufassung des AÜG vom 1.Dezember 2011 alle Arbeitnehmerüberlassungen, die wirtschaftliche Zwecke verfolgen, einer Erlaubnis durch die Bundesagentur für Arbeit.

Im Verlauf der vergangenen drei Jahrzehnte unterlag der Bereich der Arbeitnehmerüberlassung einer Reihe von Änderungen und Reformen (vgl. Bundesagentur für Arbeit, S. 6 (Tabelle)). Die Überlassungshöchstdauer wurde zunächst schrittweise von sechs auf 24 Monate erhöht, bevor sie am 1.Januar 2003 ganz gestrichen wurde. Auch wurde das 1982 verabschiedete Verbot der Arbeitnehmerüberlassung im Baugewerbe mit Gesetz vom 1.Januar 2003 gelockert. Die letzte grundlegende Reform im Bereich der Zeitarbeit ist die Einführung der Lohnuntergrenze vom 1.Januar 2012.

Reformen und Änderungen im Bereich der Arbeitnehmerüberlassung

ab 1.1.1982	Verbot der Arbeitnehmerüberlassung im Bauhauptgewerbe		
ab 1.5.1985	Verlängerung der Überlassungshöchstdauer von 3 auf 6 Monate	Verlängerung der Regelung zum 1.5.1990 bis 31.12.1995	
ab 1.1.1994	Verlängerung der Überlassungshöchstdauer von 6 auf 9 Monate bis 31.12.2000	Aufhebung des Synchronisationsverbots für von der BA zugewiesene schwer vermittelbare Arbeitslose	
ab 1.4.1997	Verlängerung der Überlassungshöchstdauer von 9 auf 12 Monate	Zulassung der Synchronisation von Ersteinsatz und Arbeitsvertrag beim erstmaligen Verleih	Erlaubnis einmaliger Befristung ohne sachlichen Grund	Wiederholte Zulassung lückenlos aufeinander folgender Befristungen mit dem selben Leiharbeitnehmer
ab 1.1.2002	Verlängerung der Überlassungshöchstdauer von 12 auf 24 Monate	Gleichbehandlung nach 12 Monaten	
ab 1.1.2003	Wegfall des Synchronisations- und Wiedereinstellungsverbots und der Überlassungshöchstdauer	Lockerung des Entleihverbots im Bauhauptgewerbe	Gleichbehandlungsgrundsatz sofern keine abweichenden Tarifvereinbarungen
ab 1.1.2009	Gesetz zur Sicherung von Beschäftigung und Stabilität schafft gesetzlich die Möglichkeit der Inanspruchnahme von Kurzarbeit in der Zeitarbeit (bis 31.12.2011)		
ab 30.4.2011	Einführung der Drehtürklausel	Schaffung der Möglichkeit für eine Lohnuntergrenze	
ab 1.12.2011	Umsetzung der EU-Leiharbeitsrichtlinie (u.a. Erweiterung des Anwendungsbereichs des Arbeitnehmerüberlassungsgesetzes)		
ab 1.1.2012	Einführung Lohnuntergrenze (bis 31.10.2013)		

Abb. 2 Reformen und Änderungen der Arbeitnehmerüberlassung
(Quelle: Arbeitsmarktberichterstattung Februar 2014, Bundesagentur für Arbeit, S.5)

3.2 Mindestlohn

Seit langer Zeit ist der Mindestlohn ein Streitpunkt der Parteien. Bereits Ende der 1990er Jahre schuf der Gesetzgeber Rahmenbedingungen, die es einigen Tarifparteien ermöglichen sollten, Mindestlöhne zu vereinbaren. Im Jahr 2006 wurden zwischen dem DGB und Verbänden der Zeitarbeitsbranche (BZA und IGZ) Verträge über Mindestarbeitsentgelte geschlossen. Im Zuge der Verhandlungen um eine Anhebung der Regelsätze für Hartz-IV-Empfänger gab es im März 2011 eine überraschende Übereinkunft zwischen schwarz-gelber Bundesregierung und der Opposition zum 1.Mai 2011 einen Mindestlohn für die Zeitarbeit einzuführen. Hierfür wurde der ein neuer §3a im AÜG aufgenommen. Der Paragraph sieht vor, dass Gewerkschaften und Arbeitgebervereinigungen, die im Bereich der Arbeitnehmerüberlassung einen bundesweiten Mindeststundenlohn vereinbart haben, diesen dem Bundesministerium für Arbeit und Soziales „als Lohnuntergrenze in einer Rechtsverordnung verbindlich festzusetzen"(§3a, Abs.1 AÜG). Das Bundesministerium kann diese Lohnuntergrenze dann für allgemeinverbindlich erklären, die dann auch für ausländische Zeitarbeitsunternehmen gelten.

Mit der Verabschiedung des Gesetzes gegen den Missbrauch der Arbeitnehmerüberlassung am 24.März 2011 wäre ab 1.Mai 2011 ein Mindeststundenlohn für Zeitarbeitnehmer in Höhe von 7,79 Euro (Westdeutschland) bzw. in Höhe von 6,89 Euro (Ostdeutschland) zu zahlen gewesen und von November 2011 7,89 Euro (West) und 7,01 Euro (Ost). Da aber der von Arbeitgebern und Gewerkschaften beim Bundesministerium für Arbeit und Soziales eingereichte Vertrag aufgrund formaler Mängel zurückgewiesen und ein neuer Kontrakt erst im November 2011 vorgelegt wurde, blieb es zunächst bei der bloßen Ankündigung. Zum 21.Dezember wurde die „Erste Verordnung über eine Lohnuntergrenze in der Arbeitnehmerüberlassung" erlassen (Bundesanzeiger Nr.195, S. 4.608), die am am 1.Januar 2012 in Kraft trat. Seitdem gilt gemäß § 3a AÜG der Mindestlohn in der Zeitarbeit.

Vom 1.Januar 2012 bis 31.Oktober 2012 galt in den neuen Bundesländern ein Mindestlohn von 7,01 Euro pro Arbeitsstunde und in den alten Bundesländern ein Mindestlohn von 7,89 Euro pro Arbeitsstunde der vom 1.November 2012 bis 31.Oktober 2013 stieg pro Arbeitsstunde auf 7,50 Euro (neue Bundesländer) bzw. Bundesländer) bzw. 8,50 Euro (alte Bundesländer) stieg.

3.3 Kündigungsschutz

Das Arbeitsverhältnis kann, ordentlich oder außerordentlich, sowohl vom Verleiher, als auch vom Zeitarbeitnehmer gekündigt werden. Es gelten hier die allgemeinen arbeitsrechtlichen Vorschriften. Eine außerordentliche Kündigung kann innerhalb von zwei Wochen erfolgen. Bei einer ordentlichen Kündigung gilt eine Frist von mindestens vier Wochen.

Ist ein Leiharbeitnehmer länger als sechs Monate bei einem Verleiher entsendet, und beschäftigt der Verleiher insgesamt mehr als fünf Personen im Zeitarbeitssektor, besteht ein Kündigungsschutz im Sinne des Kündigungsschutzgesetzes (KSchG). Die Kündigung eines solchen Zeitarbeitnehmers muss sozial gerechtfertigt, im Sinne von § 1 Abs.2 KSchG, sein, das heißt, die Kündigung muss „personen-, verhaltens- oder betriebsbedingte Gründe" beinhalten (Kowalski 2006, S.110). Diese Gründe muss der Verleiher nach § 1 Abs.2, S.4 KSchG nachweisen.

Im Falle der *personenbedingten Kündigung* sieht die gängige Praxis vor allem die krankheitsbedingte Kündigung vor. Langanhaltende Krankheiten, häufige Kurzerkrankungen, Leistungsminderung aufgrund von Krankheit, u.a. sind die meist verwendeten Kündigungsgründe. Die Überprüfung, ob eine Kündigung in einem solchen Fall sozial gerechtfertigt ist, erfolgt in drei Stufen. Hier muss zunächst eine negative Prognose hinsichtlich des Gesundheitszustandes des Leiharbeitnehmers gestellt werden. Dann muss geprüft werden, ob durch diese Prognose „erhebliche Beeinträchtigungen der betrieblichen Interessen" entstehen (ebd., S.111). In der dritten Prüfungsstufe ist zu eruieren, ob diese Beeinträchtigungen für den Verleiher nicht mehr hinnehmbar sind. Erst wenn alle drei Punkte geprüft und bejaht wurden, ist eine personenbedingte Kündigung auch sozial gerechtfertigt.

Eine *verhaltensbedingte Kündigung* setzt eine Pflichtverletzung des

Leiharbeitnehmers, unabhängig ob gegen den Verleiher oder den Entleiher, voraus. In der Regel steht vor einer solchen Kündigung eine Abmahnung. Diese wird im Allgemeinen vom Entleiher, der ja auch weisungsbefugt ist, ausgesprochen. Gekündigt wird der Leiharbeitnehmer aber vom Verleiher.

Bei der betriebsbedingten Kündigung müssen „dringende betriebliche Erfordernisse vorliegen, die einer Weiterbeschäftigung des Arbeitnehmers entgegenstehen" (ebd., S.113). Dies tritt vor allem dann ein, wenn der Entleiher den Leiharbeitnehmer nicht mehr adäquat einsetzen kann. Kurzfristige Ausfälle von Personal oder Mangel an Arbeitsaufträgen fallen allerdings nicht unter diesen Punkt.

3.4 Haftung

Im Verhältnis Verleiher – Zeitarbeitnehmer – Entleiher gibt es natürlich auch Haftungsgrundsätze. Der Verleiher ist für die Auswahl von geeigneten und leistungsbereiten Zeitarbeitnehmern zuständig und trägt hierfür das alleinige Beschaffungsrisiko für die Dauer des Überlassungsverhältnisses (vgl. Kowalski, 2006, S. 69). Der Zeitarbeitnehmer muss vom Entleiher vorgegebene Kriterien und *fachliche* Anforderungen erfüllen, die der Verleiher vor der Überlassung prüfen muss. Dies betrifft fachlich-berufsspezifische Anforderungen, als auch charakterliche Eignung des Zeitarbeitnehmers (vgl. ebd., S. 71). Der Verleiher haftet sowohl für eine *Nichtleistung*, was bedeutet die Überlassung findet, aus welchen Gründen auch immer, nicht statt. Auch für eine *Schlechtleistung* haftet der Verleiher, das heißt, er trägt nur unzureichend Sorge für die Auswahl des Zeitarbeitnehmers. Kommt der Verleiher seiner Überlassungspflicht nicht nach, so hat der Entleiher unter Umständen auch Anspruch auf Schadensersatz. Verweigert der Zeitarbeitnehmer aus berechtigten Gründen die Arbeit beim Entleiher[3], so handelt es sich hier um eine Nichtleistung des Verleihers. Dies gilt auch, wenn der Zeitarbeitnehmer im Laufe der Überlassungsdauer aufgrund von Urlaub oder Krankheit ausfällt und der Verleiher nicht „umgehend für Ersatz sorgen kann" (ebd., S. 70). Für ungenügende Arbeitsleistungen des Zeitarbeitnehmers beim Entleiher haftet der Verleiher nicht. Der Verleiher ist für die Überlassung des Zeitarbeitnehmers zuständig, nicht aber für die Qualität der zu erbringenden Leistungen.

Der Entleiher haftet vor allem für die Zahlung der Überlassungsvergütung. Daneben hat er aber auch andere Pflichten zu erfüllen, so muss der Zeitarbeitnehmer adäquat eingesetzt werden. Zudem muss der Entleiher auch für die „körperliche Unversehrtheit des Leiharbeitnehmers" sorgen (ebd., S. 73). Verletzt sich der Leiharbeitnehmer während seiner Tätigkeit und erleidet einen eventuell sogar dauerhaften gesundheitlichen Schaden, so ist hier der Entleiher nach $\$\$$ 280 Abs.1, 241 Abs.2 BGB haftbar.

---

[3] §334 BGB

4 Leiharbeit in der Pflege

Die Gesundheitsbranche ist einer der größten Arbeitgeber in Deutschland und „gilt als eines der dynamischsten Arbeits- und Wachstumsfelder der Zukunft" (Bräutigam et al. 2010a, S. 6). Im Zuge des demografischen Wandels, dem Mangel an qualifizierten Fachkräften und den zunehmenden Einsparungen von Geldern, erhöht sich der Druck auf diese Branche immens. Die Zeitarbeit ist längst Bestandteil des täglichen Arbeitens in den stationären und ambulanten Einrichtungen geworden. Immer mehr Dienste sind mit Leiharbeitnehmern besetzt und sichern die Qualität der Pflege – doch tun sie dies wirklich, oder ist der Einsatz von Zeitarbeitnehmern lediglich eine Verschiebung der aktuellen Probleme? Warum werden Leiharbeitskräfte verstärkt in Einrichtungen des Gesundheitswesens eingesetzt und welche Auswirkungen haben diese Einsätze auf den entleihenden Betrieb und dessen Mitarbeiter? Diese und angelehnte Fragen sollen nachfolgend beantwortet werden.

4.1 Gründe für die Leiharbeit in der Pflege

Die Gründe für den Einsatz von Leiharbeit in der Pflegebranche sind von verschiedener Natur. Es herrscht eine prekäre Situation in den Einrichtungen des Gesundheitswesens. Aufgrund von Personalmangel und daraus folgend unterbesetzte Stationen, erhöht sich der Druck auf die Mitarbeiter, die trotzdem die täglich anfallende Arbeit leisten müssen. In vielen Einrichtungen ist die Personaldecke so gering, dass sowohl akute als auch langfristige Ausfälle nicht mehr von der Stammbelegschaft ausgeglichen werden können (vgl. Arbeitnehmerkammer Bremen 2009, S. 29). Der Einsatz von Zeitarbeitnehmern bildet hier das „letzte Mittel zur Aufrechterhaltung der Versorgung bei zu geringer Personalausstattung oder fehlender Personalrekrutierung" (Bräutigam et al. 2010a, S. 5) und ist nicht mehr ein Flexibilisierungsinstrument, um „auf einen kurzfristigen Personalbedarf reagieren [zu] können" (ebd., S. 13). Ohne den Einsatz von Leiharbeitnehmern ist in den meisten Unternehmen die Gewährleistung von zustehendem Urlaub und der Abbau von Überstunden nicht mehr möglich. Die Rekrutierung von neuem Personal ist für ein Unternehmen sehr kosten- und zeitintensiv. Zudem müssen auch geeignete Bewerber, welche die gewünschten Qualifikationen mit sich bringen auf dem Arbeitsmarkt vorhanden sein (vgl. Arbeitnehmerkammer Bremen 2009, S. 29). Leiharbeitnehmer verdienen oft weniger als das fest angestellte Stammpersonal, obwohl sie die gleiche Arbeit verrichten. Für das Unternehmen bedeutet dies, dass es auch hier Kosten spart, wenn es Zeitarbeitnehmer einsetzt. Gleichzeitig werden auch mögliche Kosten für Kündigungen oder weitere Personalkosten durch den Ausfall von fest angestellten Mitarbeitern umgangen. Ein strategischer Aspekt ist die Errichtung einer firmeninternen Leiharbeitsfirma, durch sich weitere Einsparungen ergeben, da hier tarifrechtliche Konditionen unterlaufen werden können (vgl. ebd., S. 30). Ein zusätzlicher Nutzen ergibt sich aus der Erleichterung zeitnah spezifiziertes Personal für den jeweiligen Tätigkeitsbereich zu finden. Der Zeitarbeitnehmer wird durch den Verleihbetrieb überlassen und kennt die Einrichtung, gewisse Arbeitsabläufe, und das Anforderungsprofil. So kann eine Übernahme einer geeigneten Arbeitskraft stattfinden, ohne das zusätzliche Kosten entstehen wie beispielsweise durch die Schaltung von Stellenanzeigen.

Eine Besonderheit, die speziell für Pflegeeinrichtungen gilt, ist die gesetzlich geregelte Fachkraftquote von fünfzig Prozent zu erfüllen. Bei Ausfällen von Fachkräften muss das Unternehmen aus formalen Gründen auf Leiharbeitnehmer zurückgreifen, um diese Quote erfüllen zu können (vgl. ebd., S. 29).

4.2 Motive für Leiharbeitnehmer

In der Öffentlichkeit wird das Thema Zeitarbeit rege diskutiert. Das Image dieser Branche ist allerdings eher schlecht anzusehen. Oft wird ein Leiharbeitnehmer im Dienst nicht als Hilfe sondern als Belastung angesehen, da das Stammpersonal diesen Mitarbeiter für die Zeit der Überlassung einarbeiten und die Kontrolle der Arbeit gewährleisten muss. Zu betrachten ist auch, dass Leiharbeitnehmer in der Regel weniger verdienen als die Stammbelegschaft, obwohl sie die gleichen Tätigkeiten ausüben. Zeitarbeitnehmer sehen sich der Herausforderung gestellt „ständig wechselnde Arbeitsplätze, immer wieder neues Einarbeiten und keine Sicherheit für eine planbare Zukunft in Kauf [zu] nehmen" (Kowalski 2006, S. 33f.). Welche Beweggründe hat ein Mensch dann, der in der Zeitarbeit arbeitet?

Den *typischen Zeitarbeitnehmer* gibt es nicht, Hintergründe und Motive in diesem Feld zu arbeiten sind sehr unterschiedlich. Oft genannt wird der mögliche (Wieder-)Einstieg in das Berufsleben nach langer Arbeitslosigkeit oder nach einer generellen Beschäftigungspause. Sie bietet Berufsanfängern die Möglichkeit erste Praxiserfahrungen zu sammeln und sich in die verschiedenen Arbeitsabläufe unterschiedlicher Unternehmen einzuarbeiten. Gleichzeitig kann es auch Unternehmen aufzeigen, in denen man nicht fest angestellt sein möchte, ohne sofort „eine längerfristige Bindung einzugehen" (Bräutigam et al. 2010a, S. 26). Für viele Zeitarbeitnehmer ist es auch eine Phase der Überbrückung, um nicht in die Arbeitslosigkeit abzugleiten.

Pflegekräfte mit einem *normalen* Arbeitsverhältnis[4] berichten oft davon, dass sie dem Druck und der ständigen Belastung nicht standhalten können und sich als Folge dieser negativen Situation mit einem Burnout direkt oder indirekt betroffen sehen. Daraus resultiert die persönliche Entscheidung bei einem Leihunternehmen die Arbeit aufzunehmen, um eine gewisse Distanz zu erlangen. Pflegekräfte als Leiharbeitnehmer müssen sich nicht mit einem Unternehmen identifizieren, dessen Leitbild und Kultur sie möglicherweise nicht teilen, oder sich damit langfristig auseinandersetzen. Der Zeitarbeitnehmer verrichtet seinen Dienst, trägt

---

[4] Gemeint sind hier Vollzeitbeschäftigungen bei einem Arbeitgeber in einer Einrichtung

die Verantwortung im Umgang mit den Pflegebedürftigen und verlässt nach getaner Arbeit die Einrichtung wieder (vgl. ebd., S. 25ff.).

4.3 Verbreitung Leiharbeit im Pflegebereich

Die Leiharbeit in Deutschland hat in den letzten Jahren einen deutlichen Zuwachs zu verzeichnen. Laut der Bundesagentur für Arbeit waren im Juni 2013 852.000 Personen als Leiharbeitnehmer beschäftigt (vgl. BA, Arbeitsmarktberichterstattung 2014, S. 6). Betrachtet man diese Zahl im Verhältnis zu allen sozialversicherungspflichtigen Arbeitnehmern in einer Normalanstellung, entspricht dies etwa drei Prozent (vgl. Arbeitnehmerkammer Bremen 2011, S. 21). Im Gesundheitssektor ist die Beschäftigungsform der Leiharbeit noch unterpräsentiert. Nur etwa 19.250 Zeitarbeitnehmer arbeiten im Bereich der Gesundheitsberufe (vgl. Bräutigam et al. 2010a, S. 12). Entgegen der Zahlen kann seit dem Jahr 2004 „eine erstaunliche Dynamik [...] festgestellt werden" (ebd., S. 12). Seit 2004 hat sich die Zahl der Leiharbeitnehmer im Gesundheitsbereich nahezu verfünffacht, wobei sich die Zahl der Zeitarbeitnehmer in anderen Sektoren bloß verdoppelt hat (vgl. ebd., S. 12; Abbildung 3).

Im Gesundheitssektor ist der Frauenanteil sehr groß. Hier sind etwa 78,6% der Leiharbeitnehmer in der Pflege Frauen sind (vgl. ebd., S. 5).

Abb. 3 Entwicklung der Leiharbeitnehmer in Deutschland, Juni 1996-2009,. INDEX 1996=100

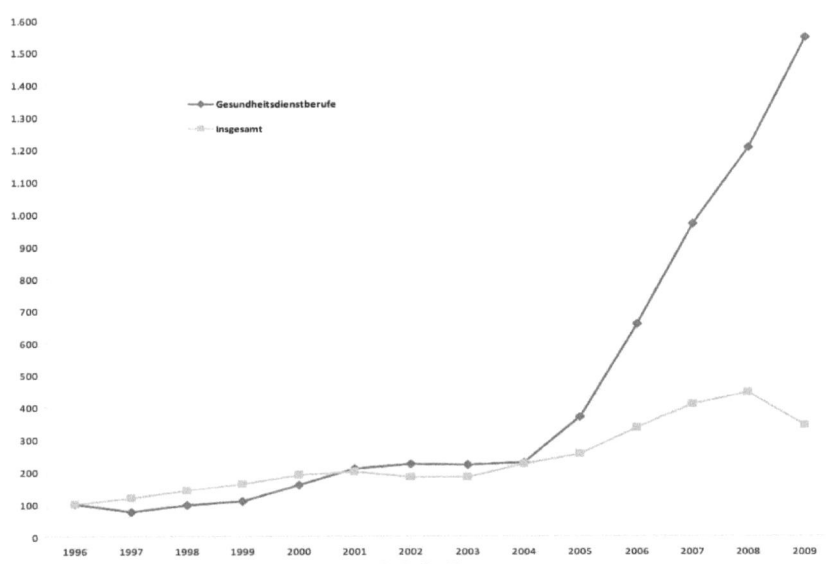

Quelle: Bundesagentur für Arbeit, Arbeitspapier 215, S. 12

16

4.4 Hinweise auf Auswirkungen der Leiharbeit in der Pflege

Das Arbeitsmodell der Zeitarbeit wurde speziell für den Bereich der industriellen Produktion und das Gewerbe entwickelt und implementiert. Daher gibt es Grund zur der Frage, ob es auch ein gut funktionierendes Modell im personenbezogenen Dienstleistungssektor Pflege ist und welche Auswirkungen der Einsatz von Leiharbeitnehmern auf die Qualität der Pflege hat (vgl. Bräutigam et al. 2010a, S. 29).

Die Studienlage zu diesem Themenkomplex ist recht dünn; fundierte Forschungsergebnisse liegen bisher nicht vor. Eine erste explorative Studie hat die Hans Böckler Stiftung entwickelt, durchgeführt und im *Arbeitspapier 215* veröffentlicht. Daran angelehnt sollen nun mögliche Auswirkungen der Zeitarbeit in der Pflege aufgezeigt werden. Der bestehende Fachkräftemangel ist nicht mehr zu verheimlichen und wird in den nächsten Jahren noch deutlich ansteigen. Gesundheitseinrichtungen wie Krankenhäuser und Pflegeheime können aus eigenen Kräften Personalausfälle nicht mehr abdecken und kompensieren. Der normale Ablauf dieser Einrichtungen und die Versorgung der Patienten kann nicht mehr aufrechterhalten werden. Es besteht ein „ausgeprägte[s] Missverhältnis zwischen der zu bewältigenden Arbeitsmenge und dem zur Verfügung stehenden Stammpersonal" (Bräutigam et al. 2010a, S. 32). Der ursprüngliche Gedanke, Zeitarbeit als Flexibilisierungsinstrument zu nutzen, ist schon lange kein Grund mehr für den Einsatz von Leiharbeitnehmern. Sie bilden eher einen Kompensationsversuch des strukturellen Personaldefizits und sorgen dafür, dass die Versorgung der Pflegebedürftigen gesichert ist (vgl. ebd., S. 31f.).

Patienten sollen nach Möglichkeit nur eine kurze Zeit im Krankenhaus verbringen und eine kurze Liegedauer haben. Wechselndes Personal, die Unterscheidung zwischen Stammpersonal und Leiharbeitnehmern fällt demnach nicht so stark ins Gewicht und belastet den Patienten nicht zusätzlich. Die Qualität leidet unter dem Einsatz von Zeitarbeitnehmern nicht, vorausgesetzt die erwarteten Qualifikationen und die eigene Arbeitsmotivation sind adäquat vorhanden. Anders ist die Lage in Pflegeheimen, denn meist verbringen die Bewohner dort eine lange Zeit und gewöhnen sich an ihre vertrauten Pflegekräfte. Die Beziehung und Betreuung ist viel intensiver und erfordert oftmals ein hohes Maß an Geduld. Leiharbeitnehmer arbeiten anders als das Stammpersonal, die Versorgung verläuft nicht nach den geplanten Maßnahmen und die Einarbeitung erfolgt meist aufgrund von Zeitmangel nicht oder nur unzureichend (vgl. ebd., S. 30). Dieser Mangel an Zeit macht es auch nahezu unmöglich die umfangreichen hausinternen Regelungen und die Dokumentation vor Arbeitsbeginn zu lesen. Demzufolge können Fehler durch Unwissen in der Versorgungsstruktur passieren. Infolgedessen kann die Pflegequalität dadurch gemindert werden, da die Qualität der Pflege generell unter der ständigen Personalnot sowie der damit verbundenen Unzufriedenheit des Stammpersonals leidet (vgl. ebd., S.32).

Die Arbeitnehmerüberlassung im Bereich der Pflege stellt keine Problemlösung des aktuellen und fortschreitenden Pflegekräftemangels dar, vielmehr ist es eine Verschiebung der gesamten Problematik. Immer mehr wird das Instrument der Flexibilisierung als Rekrutierungswerkzeug missbraucht. Vor allem in ländlichen Gebieten ist es schwer, geeignetes Personal für die Kliniken und Pflegeheime zu finden. Entleihbetriebe nutzen daher gezielt Zeitarbeit, um Personal für ihr Unternehmen zu finden. Nicht selten werden in diesem Zusammenhang auch *Abstandszahlungen* gezahlt, um das Personal fest an eine Einrichtung zu binden und zu übernehmen (vgl. ebd., S.32f.).

Generell lässt sich sagen, dass die Situation des pflegerischen Arbeitsmarktes als negativ zu bezeichnen ist. Sinkende Ausbildungszahlen, ein nach außen hin ablehnendes vermarktetes Berufsbild und der bestehende Fachkräftemangel, lässt die Qualität der Pflege enorm leiden. Grundsätzlich kann nicht gesagt werden, dass der Einsatz von Leiharbeitnehmern die Qualität sinken lässt, so lange der Zeitarbeitnehmer motiviert ist und die geforderten Qualifikationen mitbringt (vgl. ebd., S. 30).

5   Fazit

Die Leiharbeit ist aus der heutigen Berufswelt nicht mehr wegzudenken und gewinnt vor allem im Gesundheitsbereich immer mehr an Bedeutung, was die steigenden Beschäftigungszahlen von Leiharbeitnehmern belegen. Die Wurzeln der Arbeitnehmerüberlassung gehen auf die Industriebranche zurück. Zeitarbeit wurde eingesetzt, wenn Auftragsspitzen zu bewerkstelligen waren.

Der Einsatz von Leiharbeitnehmern in Gesundheitsberufen hat in den letzten Jahren eine zunehmende Wichtigkeit erfahren. Zeitarbeit wird hier eingesetzt, um flexibel auf Personalengpässe reagieren zu können und damit den Ablauf in Gesundheitseinrichtungen zu gewährleisten. Mit dem zunehmenden Fachkräftemangel in der Pflege ist die Arbeitnehmerüberlassung aber auch ein Instrument, um kostengünstig neues Personal zu rekrutieren. Die Literaturrecherche ergab, dass dies allerdings nur eine Verschiebung des aktuellen Problems darstellt, den Mangel an Personal zu kompensieren. Langfristig gesehen, haben Entleihbetriebe und Personaldienstleister das gleiche Problem, dass der Arbeitsmarkt über keine Pflegekräfte mehr verfügt und die fehlenden Stellen nicht besetzt werden können. Es gilt also die Arbeitsbedingungen in Pflegeberufen grundlegend zu verbessern, um im Zuge des demographischen Wandels auf ausreichend Pflegepersonal zurückgreifen zu können. Diese Aufforderung richtet sich vor allem an die Politik. Sie muss Rahmenbedingungen schaffen, die die Arbeit in der Gesundheitsbranche sowohl von den spezifischen Anforderungen, als auch von der Vergütung attraktiv machen. Zeitarbeit in der Pflege kann nicht mehr als kurz- oder mittelfristiger Ersatz für fehlendes Stammpersonal sein. Das Thema Leiharbeit in der Pflege ist bislang noch sehr unerforscht und gibt keinen klaren Aufschluss darüber, ob unter dem Einsatz von Zeitarbeitnehmern auch die Qualität der Pflege leidet. Aus persönlichen Erfahrungen der Autorin kann gesagt werden, dass vor allem in stationären Pflegeheimen die Bewohner unter dem ständigen Wechsel des Personals leiden. Sie können keine Vertrauensbasis zu den Pflegekräften mehr aufbauen, da die Einsätze in den Entleihbetrieben oft begrenzt sind und meist nur einzelne Dienste betreffen. Der typische Stationsablauf kann auch mit Leiharbeitnehmern gewährleistet werden, da sich diese schnell und flexibel auf den neuen Arbeitsbereich einstellen können.

In den letzten Jahren ist zu beobachten, dass die Tendenz zu atypischen Beschäftigungsverhältnissen übergeht. Arbeitnehmer wollen flexibel sein und nehmen oft nur noch eine Teilzeitstelle an, arbeiten geringfügig oder als Leiharbeitnehmer. Letzteres besitzt in der Gesellschaft oftmals noch ein negatives Image, bietet jedoch Menschen auch eine gute Alternative, um aus der Arbeitslosigkeit heraus zu kommen und wieder in den Arbeitsmarkt einzusteigen. Doch auch für andere Personengruppen ist Zeitarbeit eine gewollte Arbeitsform, um Kompetenzen zu erweitern, neues Wissen zu sammeln oder auch Unternehmen kennenzulernen, in denen man (nicht) arbeiten möchte.

Abschließend lässt sich sagen, dass Leiharbeit in der Pflege zwar aus oben genannten Gründen unabdingbar geworden ist, die strukturellen Probleme und Missstände im Pflegebereich können aber nicht durch Zeitarbeit verbessert oder gar gelöst werden.

6   Literaturverzeichnis

Artikel und Bücher

Brungs, M.; Kolb, V. (2013): Zeitarbeit als Chance für arbeitslose Menschen?: Freiburg, Centaurus Verlag & Media. KG

Förster, A.; Marcks, H. (Hrsg.) (2011): Knecht zweier Herren. Zur Abschaffung der Leiharbeit: Münster, UNRAST- Verlag

Gutmann, J.; Kilian, S. (2013): Zeitarbeit. Fakten, Trends und Visionen: Freiburg, Haufe Lexware GmbH & Co. KG

Herrmann, T. (2009): Schaffung von Arbeitsplätzen durch Leiharbeit? Die Änderungen im Arbeitnehmerüberlassungsgesetz durch *Hartz I* und ihre Auswirkungen: Hamburg, VERLAG DR. KOVAČ

Kowalski, N. (2006): Leiharbeit als neue Beschäftigungsform. Flexibilität als Markenzeichen: Saarbrücken, VDM Verlag Dr. Müller

Promberger, M. (2012): Topographie der Leiharbeit. Flexibilität und Prekarität einer atypischen Beschäftigungsform: Berlin, edition sigma

Internetquellen

Arbeitnehmerkammer Bremen (Hrsg.) (2011): Verbreitung, Einsatzformen und Gestaltungsmöglichkeiten von Leiharbeit in der stationären Pflege. Bericht zum Forschungsprojekt der Arbeitnehmerkammer Bremen. http://www.arbeitnehmerkammer.de/cms/upload/Publikationen/Politikthemen/Gesundheit/Leiharbeit %20in%20der%2OPflege-final_0212_web.pdf (Zugriff 15.05.2014)

Bräutigam, C.; Dahlbeck, E.; Enste, P.; Evans, M.; Hilbert, J. (2010a): Flexibilisierung und Leiharbeit in der Pflege. Arbeitspapier 215. Düsseldorf, Hans Böckler Stiftung. http://www.boeckler.de/pdf/p_arbp_215.pdf (Zugriff 15.05.2014)

Bundesagentur für Arbeit (Hrsg.) (2014): Der Arbeitsmarkt in Deutschland – Zeitarbeit. Aktuelle Entwicklungen. Nürnberg Februar 2014. http://statistik.arbeitsagentur.de/Statischer-Content/Arbeitsmarktberichte/Arbeitsmarkt-Allgemein/generische-Publikationen/Arbeitsmarkt-Deutschland-Zeitarbeit-Aktuelle-Entwicklung-1HJ2013.pdf (Zugriff 16.06.2014)

Oschmiansky, F. (2010): Der Arbeitsbegriff im Wandel der Zeiten. Bundeszentrale für politische Bildung. http://www.bpb.de/politik/innenpolitik/arbeitsmarktpolitik/55031/arbeitsbegriff (Zugriff 19.05.2014)

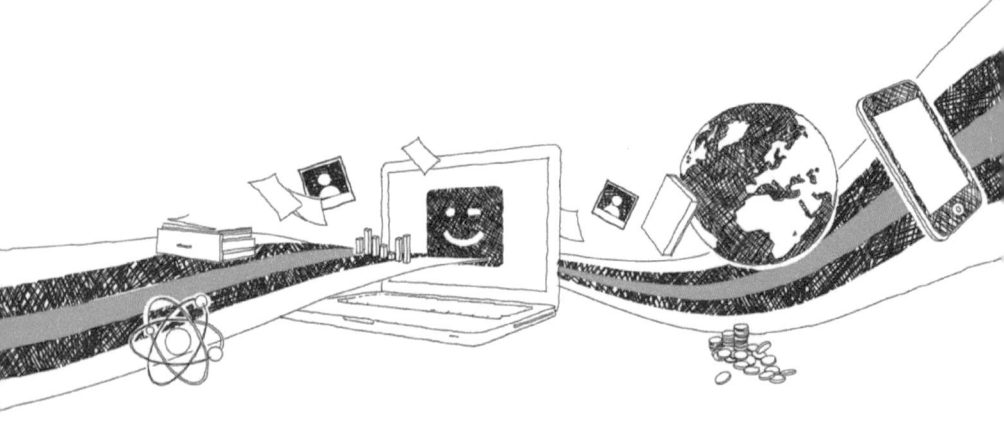
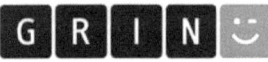